100 REMEDIOS CASEROS

QUE NO PUEDEN FALTAR EN EL HOGAR

ANDY BEST

Andy Best
100 remedios caseros que no pueden faltar en el hogar.
1a ed. - Buenos Aires : Dos Tintas, 2009.

1. Remedios Caseros. I. Título
CDD 615.882

La información contenida en esta obra está destinada a completar y no
a reemplazar el tratamiento médico. Ante cualquier problema de salud
(físico o psíquico), o antes de cambiar la alimentación, la medicación o
la rutina de ejercicios, se debe consultar al doctor de confianza.

ÍNDICE

INTRODUCCIÓN

Nadie puede negar el notable avance de la medicina y de la industria de los medicamentos en las últimas décadas. En la actualidad la ciencia ha logrado desarrollar medicinas para centenares de enfermedades.

Sin embargo, muchos de esos remedios van dejando en el organismo residuos de su paso que, con el correr del tiempo y la acumulación de diferentes productos, pueden producir otras alteraciones.

Como consecuencia de esto millones de personas en el mundo se han volcado a terapias orientales no invasivas y a distintas medicinas alternativas con la finalidad de encontrar un equilibrio corporal sin recurrir a la medicación alopática.

En ese mismo camino, la divulgación de remedios caseros y naturales ha crecido de manera abrupta. El redescubrimiento de que la naturaleza nos acerca los elementos necesarios para prevenir, aliviar y sanar las enfermedades no es una novedad.

Muchos de esos componentes que nos ofrece la naturaleza sirven para sanar dolencias y aliviar trastornos que perturban nuestras vidas. Plantas, hierbas, alimentos y preparados naturales nos permiten prevenir y curar molestias y enfermedades del cuerpo, de la piel, digestivas, musculares, respiratorias y capilares, entre otras.

Cuando bebemos un té de tilo para descansar mejor, o cuando ingerimos limón para eliminar una molestia estomacal, no estamos haciendo otra cosa que no sea consumir remedios caseros. Hay muchos y muy variados elementos de la naturaleza diseñados para sanarnos. En este libro le proponemos conocer los remedios caseros más eficaces para emplear en casa.

PARA EL
APARATO
DIGESTIVO

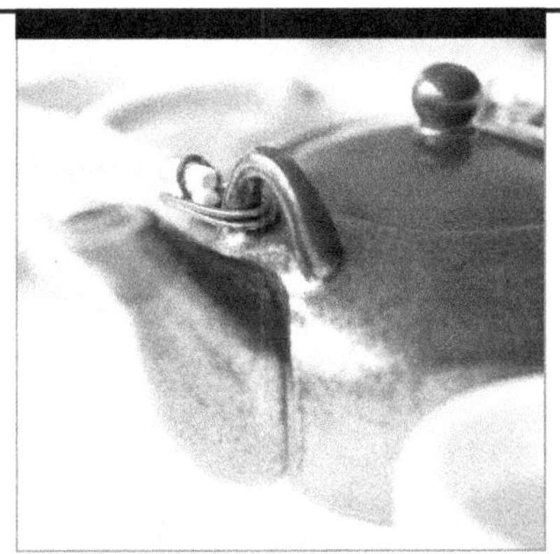

PARA EL APARATO DIGESTIVO

[1]

Plantas curativas para alteraciones digestivas

Los problemas digestivos son uno de los trastornos en los cuales más recurrimos a hierbas y plantas curativas. Ellas contienen glucósidos, vitamina C y ácidos.

Se aplican contra los dolores fuertes de estómago, en cuadros de gastritis crónica, colitis e incluso para aliviar los malestares producidos por las úlceras de estómago. Son recomendadas para procesos digestivos lentos y hasta en casos de parásitos intestinales.

Básicamente se recomiendan las siguientes plantas: manzanilla, anís, hinojo, jengibre, genciana, clavo, cilantro, linaza, limoncillo, laurel, mejorana, nogal, avena, arroz. El anís, por ejemplo, es diurético y carminativo. Y el jengibre es bueno para evitar los mareos en los viajes.

///

[2]

Reducción de gases mediante la alimentación

Cuando no podemos expulsar las flatulencias se sufren fuertes dolores de vientre.

El acto de expeler gases es una manera natural de eliminar residuos producidos por el proceso digestivo. Mejorar la alimentación es un remedio casero para combatir esta alteración. Lo primero que debemos hacer es reducir el consumo de alimentos que producen gases. Entre ellos, podemos mencionar:

- Porotos
- Espinacas
- Café
- Harinas integrales
- Cerveza
- Lentejas
- Ciruelas
- Manzanas
- Apio
- Bebidas carbonatadas
- Repollo
- Cebolla
- Pepinillos
- Leche

///

[3]

Infusión de gayuba para los cólicos digestivos

Preparación
- Añadir una taza de agua fría a 10 g de hierba de gayuba picada.
- Dejar infundir durante 12 horas, revolviendo regularmente.
- Colar y entibiar, bebiendo hasta dos tazas diarias.

[4]

Té de brezo para los cólicos digestivos

Preparación

• Verter una taza de agua hirviendo sobre 5 g de hierba de brezo picada.

• Dejar reposar durante 5 minutos.

• Colar y entibiar, bebiendo hasta tres tazas diarias.

///

[5]

Ayudas caseras para combatir la gastritis

Ingerir alimentos alcalinos.

Consumir hojas de col.

Algunos preparados homeopáticos, como la belladona, suelen tener resultados beneficiosos.

No comer en exceso.

No ingerir los alimentos como los condimentos picantes, el café, los fritos o cualquier alimento difícil de digerir.

Evitar el consumo de tabaco.

Evitar las bebidas alcohólicas.

No consumir antiácidos, a menos que hayan sido prescritos por el médico.

Reducir, en lo posible, la tensión emocional. Para esto pueden ser efectivas las técnicas de meditación.

[6]

Tisana para la gastritis

Ingredientes

- Flor de caléndula   20 g
- Hojas de ortiga   20 g
- Hojas de celidonia   20 g
- Hojas de verónica   20 g

Preparación

- Verter una taza de agua hirviendo sobre 10 g de la mezcla.
- Dejar reposar durante 10 minutos.
- Colar y beber hasta dos tazas diarias.
- No exceder ni prolongar durante mucho tiempo su ingesta.

///

[7]

Plantas para alteraciones del hígado

Para aliviar las congestiones e inflamaciones en el hígado, ictericia, secreción biliar, estreñimiento, intoxicaciones estomacales; y también en trastornos hepáticos y para depurar las vías digestivas y urinarias, en este caso las principales plantas recomendadas son: alcachofera, cardo mariano, achicoria, boldo, etcétera. Aportan cinarina, flavonoides, ácido clorogénico, sales potásicas y magnésicas y vitamina A.

[8]

¿Cómo combatir la acidez estomacal?

Para combatirla existen ciertas recomendaciones que se pueden seguir:

- No ingerir alimentos hasta que desaparezca la molestia.
- Beber un vaso de leche fría. Esto produce cierto alivio, ya que lleva los ácidos nuevamente hacia el estómago.
- Evitar ejercer cualquier tipo de presión sobre la zona estomacal. Usar prendas holgadas y aflojar el cinturón.
- Evitar el consumo de analgésicos, ya que pueden profundizar la molestia.
- Las infusiones de tilo o angélica pueden provocar cierto alivio.
- Es mejor dormir en posición de semisentados, con varios almohadones o almohadas, para ayudar a mantener el ácido "en su lugar".
- En su defecto, ingerir un antiácido, según las indicaciones del producto, sin abusar de él.

///

[9]

Infusión para la acidez

Se puede preparar un remedio de la siguiente manera:

Ingredientes

- Manzanilla en flores   20 g
- Tilo en flores   20 g
- Boldo en hojas   20 g

Preparación

- Agregar 10 g (2 cucharaditas de té) de esta mezcla a una taza de agua hirviendo (unos 250 cm^3).
- Dejar reposar por 10 minutos. Luego, colarla.
- Se recomienda ingerir una taza después de cada comida.

///

[10]

¿Cómo mejorar la digestión?

Comer lentamente es uno de los mejores remedios caseros que podemos implementar para mejorar nuestro proceso digestivo. Este hábito ayuda a digerir bien los alimentos, además de reducir el estado de ansiedad que puede hacernos comer más. Por otra parte, la digestión comienza en la boca, de modo que masticar bien los alimentos nos garantiza un mejor proceso digestivo. Con este sencillo método, el de sentarse y disfrutar cada bocado, no será necesario tomar medicamentos extra para la digestión, ésta puede hacerse bien y saludablemente de manera natural. También es bueno evitar tomar grandes cantidades de alimentos. Así nos sentiremos más energéticos y evitaremos la sensación de pesadez.

[11]

Controlar la combinación de alimentos para mejorar la salud

No siempre es bueno combinar cualquier comida, ya que a veces hay contraindicaciones. Por ejemplo, no es bueno combinar frutas y verduras. Tampoco juntar frutas con almidón (con pastas, por ejemplo). No es bueno juntar líquidos con sólidos. Hay que evitar la comida frita y las especias muy picantes juntas, pero separadas en general tampoco son buenas para la salud:

• Tratar de no comer comidas muy frías o muy calientes.

• No comer cuando se esté estresado o enfermo (especialmente si se tiene fiebre).

• Evitar los alimentos procesados y tratar de comer sano y productos de buena calidad.

///

[12]

Remedio de ajo para la bronquitis

En una botella hermética colocar 40 gramos de ajo lavado y picado, luego se agregan 100 cm^3 de alcohol y se deja macerar una semana. Al cabo de ese tiempo se logra un extracto medicinal listo para ser usado, que puede preservarse perfectamente por años.

[13]

¿Se pueden controlar los vómitos con recetas caseras?

Nunca hay que contener el vómito. Generalmente, luego de expulsarlo, se produce cierto alivio. Pero si se presentan acompañados de otros síntomas, como fiebre o sangre: allí se debe acudir a la consulta médica de inmediato.
Es recomendable seguir estos consejos:

• Consumir líquidos para evitar la deshidratación, preferentemente caldos livianos con algo de sal, agua y té flojo.
• Cuando las náuseas hayan pasado, ingerir alimentos livianos y de fácil digestión como pollo hervido, puré, arroz, gelatinas, etcétera.
• Aplicar compresas de agua fría sobre la nuca, para aliviar el malestar.

También, debemos evitar:

• La ingesta de bebidas o alimentos que aumenten la irritación del estómago, como el alcohol, las grasas, los condimentos picantes, el café o cualquier alimento pesado.
• La ingesta de frutas ácidas.
• Beber líquidos demasiado fríos.

///

[14]

Para el estreñimiento, frutas y hortalizas

El contenido de fibra (y agua) estimula los movimientos intestinales previniendo la constipación o el estreñimiento, la diverticulosis, las hemorroides y el cáncer de colon, en especial aquella que se encuentra en las cáscaras de frutas, tallos y hojas de hortalizas.
Cuando no se está habituado a consumir fibra, el consejo es incorporarla en forma gradual para evitar molestias gastrointestinales.

///

[15]

Hierbas para el estreñimiento

Sirven en cuadros de estreñimientos agudos. Deben consumirse con habitualidad en pacientes con problemas crónicos. Entre un amplio espectro de paltas y hierbas para estos casos se recomiendan: altamisa, cebolla, llantén, olivo o sen. Las mismas aportan sustancias activas que la industria farmacológica extrae para elaborar medicamentos para el estreñimiento.

///

[16]

Plantas curativas para malestares y cólicos digestivos

Las plantas indicadas en estos casos son: aguacate, ajenjo, algodón, manzanilla, naranjo o palo de cruz entre otras. Contienen y aportan aceite esencial y vitaminas.
Sus propiedades más destacadas ayudan en casos de cólicos fuertes, dolores intestinales, retortijones o puntadas en el abdomen. Relajan los músculos del vientre. También son útiles en las mujeres en el período de menstruación.

///

TRASTORNOS CORPORALES

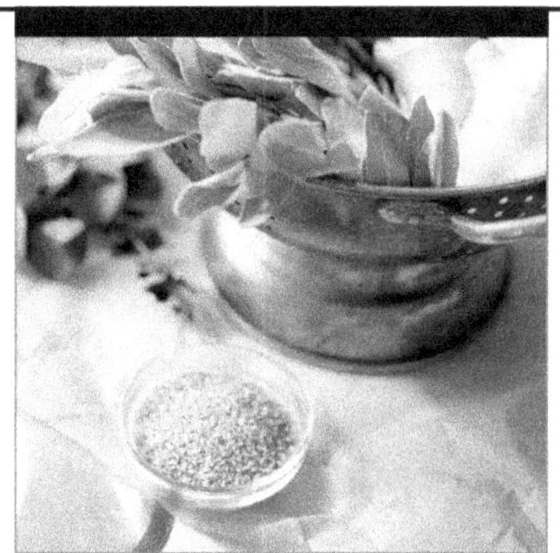

PARA TRASTORNOS CORPORALES

[17]

Hierbas para problemas respiratorios

Se destacan, especialmente, estas hierbas: saúco, eucalipto, tomillo, gordolobo, malvavisco y llantén menor, entre otras. Las principales cualidades son: el aporte de aceite esencial, flovonoides y taninos.

Producen sudoración en cuadros de resfrío y fiebre. Impiden la irritación en los bronquios, y actúan en los pulmones y la garganta. Son recomendados en casos de bronquitis crónica, catarros severos, asma, tos y resfríos. También en todos los procesos alérgicos que alteran la respiración como amigdalitis, gripe, bronquitis, faringitis. Además, el tomillo es expectorante y favorece la recuperación en situaciones de cansancio y depresión.

///

[18]

Plantas naturales con efectos vigorizantes

Entre las más efectivas y conocidas se pueden mencionar: ginseng, eleuterococo, guaraná, kola y fenogreco.

Este grupo de plantas y hierbas aportan al organismo que se presenta decaído y exhausto ginsenósidos, aceite esencial, fitosteroles, fitoestrógenos, sales minerales y vitamina B entre otros. Son estimulantes en estados de debilidad general, y ayudan a superar el agotamiento nervioso y la ansiedad. Mejoran el estado físico e intelectual. Son vigorizantes contra el estrés, la fatiga y las convalecencias de largas enfermedades. Algunas de estas plantas, como la guaraná o la kola, contienen cafeína y taninos esenciales para aumentar la capacidad de resistencia y aumentar la capacidad física e intelectual.

Aún sin estar cansados o decaídos, se recomiendan en estudiantes y trabajadores.

///

[19]

Hierbas que curan malestares musculares

Para dolores musculares, se pueden recomendar las siguientes plantas y hierbas: árnica, arrayán, caléndula, chu-

chuhuasa, canelón, cola de caballo, diente de león, guayabo, llantén, papa, té, tomate, zanahoria o zarzamora.

Sus propiedades se aplican para aliviar golpes, calmar dolores de muelas, disminuir la irritación en la piel, calmar zonas irritadas, cicatrizar lastimaduras, etcétera.

Algunas de estas plantas, además, tienen efectos antiinflamatorios en órganos como los riñones, las vías urinarias, el hígado o el estómago.

///

[20]

Agua sanadora

El agua actúa como un remedio de depuración. Beber agua ayuda a limpiar el organismo, evita el estreñimiento, acelera la eliminación de los desechos, hidrata la piel y, además, contribuye a mantener una temperatura corporal adecuada. De acuerdo con especialistas, si bien los beneficios que aporta el agua son indiscutibles, no todos los organismos requieren la misma cantidad. En todo caso, lo razonable es tomar, en promedio, dos litros diarios, y de tal cantidad, litro y medio debe ser agua simple.

///

[21]

¿Cómo aprovechar mejor la vitamina C de las frutas?

Para obtener el mayor aporte de vitamina C, lo aconsejable es consumir la fruta entera, con la pulpa y el hollejo; de esta manera, se incorpora toda la fibra brindando sensación de plenitud y además no se corre el riesgo de que la vitamina C (al ser lábil al oxígeno) o, por lo menos, una buena parte de ella se pierda en el tiempo transcurrido entre la extracción del jugo y su consumo.

En segunda instancia, si no fuera posible exprimir una fruta y consumir el jugo de inmediato, antes que un jugo artificial que no aporta nutrientes esenciales para la salud siempre es preferible tomar jugo naturalmente exprimido que hoy puede adquirirse en los comercios.

///

[22]

Alimentos naturales para proteger la próstata

El tomate, la sandía y el pomelo rosado tienen esta particularidad. Debido a la presencia de un pigmento denominado licopeno que forma parte del grupo de los carotenoides, los alimentos mencionados protegen —según estudios científicos— contra el cáncer de próstata. En relación con el tomate, no sólo se trata de consumir tomate fresco sino que también la salsa de tomate, el ketchup y otros derivados tendrían un efecto aún más potente.

///

[23]

Incluir kiwi en la dieta diaria

Hay frutas que brindan salud y no tienen efectos colaterales, como es el caso del kiwi. Investigaciones realizadas en Europa han revelado que posee cualidades benéficas en el combate a las plaquetas sanguíneas.

El kiwi contiene vitamina E, la cual es un excelente antioxidante, que previene el envejecimiento, ayuda a disminuir el riesgo de enfermedades cardiovasculares y previene algunas formas de cáncer.

Según un trabajo realizado en la Universidad de Oslo, comer dos o tres kiwis al día tiene los mismos beneficios que tomar una aspirina diaria para mejorar la salud del corazón, pero sin efectos secundarios, como daños al estómago. El consumo de este fruto puede ayudar a adelgazar la sangre, reducir la formación de coágulos y disminuir la grasa causante de bloqueos en la sangre, sin afectar negativamente los niveles de colesterol.

Se demostró que comer kiwi puede proveer una protección sustancial contra otras clases de daño. Ingerirlo a diario, aunque sea en cantidades modestas, puede contribuir a proteger al ser humano contra la información genética que puede desencadenar el cáncer.

///

[24]

Hierbas naturales para las afecciones circulatorias

Podemos mencionar plantas como: ajo, ginkgo, arándano, castaño de las Indias o meliloto. Se emplean para estimular la circulación, hacer más eficaz la irrigación de los tejidos orgánicos, combatir las alteraciones cardíacas y normalizar la tensión arterial.

Evitan calambres y ayudan en cuadros circulatorios como várices, hemorroides, flevitis y trombosis. El arándano es muy bueno para descansar la vista luego de un día de trabajo.

Por otro lado, además de los beneficios circulatorios son útiles para personas adultas con pérdidas de memoria, ansiedad, depresión y confusión mental.

Aportan aceite aliáceo, flavonoides, azúcares, ácidos orgánicos, sales minerales, aceite esencial, vitamina C y taninos.

///

[25]

Plantas para curar estados gripales

Al igual que todas las afecciones de orden respiratorio, ante estados gripales se suelen ingerir muchas veces plantas curativas en alguna forma. Las más recomendables son: acedera, borraja, caña de azúcar, cerezo, lulo o mango.
Aportan ácidos orgánicos que son de gran utilidad en casos de estados gripales leves y fuertes; fiebre, tos y catarro.

///

[26]

Alimentos para el colesterol

La alimentación influye en los niveles de colesterol. Podemos emplear alimentos como remedios para prevenirlo, y regular la ingesta de otros para evitarlo. Veamos:

Incluir en la dieta:
- Pescados
- Aves (sin piel)
- Salvado de cereales (avena, arroz, cebada, etcétera)
- Frutas
- Legumbres y hortalizas (zanahoria, alcaucil, lechuga, ajo, cebolla, etcétera)
- Aceite de maíz o de soja

Disminuir el consumo de:

* Carnes rojas y vísceras
* Mantecas y otros lácteos enteros
* Huevos (en especial, la yema)
* Mayonesa
* Café
* Frituras
* Alcohol

Otros hábitos:

* Cocinar los alimentos a la parrilla o al vapor.
* Controlar el peso y aumentar el ejercicio físico.

///

[27]

¿Cómo añadir hierro, magnesio y ácido fólico mediante la dieta?

La mejor manera de agregar esos nutrientes a la alimentación es ingerir hortalizas de color verde oscuro. En la acelga, la espinaca, el berro y el brócoli se encuentra la vitamina B9 o ácido fólico, la cual tiene acción protectora sobre el corazón y los vasos sanguíneos, es esencial para las embarazadas y previene la anemia al igual que el hierro. Es necesario recordar que el hierro que contienen las hortalizas, al ser de origen vegetal, necesita un "facilitador" para su mejor aprovechamiento por parte del organismo, como lo es la vitamina C.

En cuanto al magnesio, es considerado un mineral "antiestrés", ya que funciona como tranquilizante natural y relajante muscular, además de promover la salud del aparato cardiovascular.

///

[28]

Para detener un ataque de hipo

Cuando se presenta un ataque de hipo, o cuando aparece con frecuencia esta molestia podemos tener en cuenta:

• Comer azúcar o dulces.
• Aplicar compresas frías sobre el diafragma.
• Respirar profunda y lentamente.
• Frotar el paladar con la lengua.
• Succionar un cubo de hielo.

///

[29]

Prevenir las hemorroides

Las hemorroides tienen una causa genética por lo cual no podemos evitar su aparición si está heredado. Sus causas principales son: la debilidad de las paredes de estas venas, el estreñimiento, ciertos alimentos y bebidas y la falta de ejercicio físico. Si bien no hay alimentos naturales para evitarlas, podemos adquirir hábitos que nos permitan dificultar su aparición: reducir el consumo de café, bebidas alcohólicas, condimentos picantes, sal y bebidas carbonatadas, además de la ingesta de cualquier alimento que produzca estreñimiento.

///

[30]

Bebidas y preparados para los calambres

DECOCCIÓN DE AVENA

Preparación
- Hervir 300 gramos de avena en un litro de agua, durante 20 minutos.
- Agregar la decocción al agua del baño.
- Colar y beber hasta dos tazas diarias.

TÉ DE PLATEADA

Preparación

• Verter una taza de agua hirviendo sobre 10 g de hierba de plateada picada.

• Dejar reposar durante 15 minutos.

• Colar y beber hasta dos tazas diarias.

BAÑOS DE MILENRAMA

Preparación

• Hervir 100 g de milenrama picada en un litro de agua.

• Dejar reposar durante media hora.

• Colar y agregar al agua de baño tibia.

///

[31]

Incorporar la calabaza en los regímenes para bajar de peso

En todas las dietas y regímenes para bajar de peso, la calabaza es muy recomendada por su bajo contenido en calorías y grasas para quien quiere reducir su peso corporal, ya que elimina líquidos retenidos y regula el azúcar de la sangre, desapareciendo, así, la ansiedad que a veces sentimos frente a los dulces.

También estimula la función del páncreas ayudando a regular los niveles de azúcar en la sangre y su elevado contenido en betacaroteno y alfacaroteno; disminuye el riesgo frente al cáncer de próstata y enfermedades cardíacas. Su jugo es laxante y un buen desintoxicante del cuerpo; ayuda a fortalecer el sistema inmunitario por su riqueza en antioxidantes y colabora en la eliminación de mucosidades en los pulmones, bronquios y garganta.

///

[32]

¿Cómo detener la jaqueca y el dolor de cabeza?

Algunas recomendaciones son:

• Aplicar compresas de agua fría en la nuca y en la frente.
• Relajarse. Permanecer en una habitación a oscuras y en silencio. Respirar profundamente y efectuar masajes sobre las sienes y la nuca.
• Evitar el consumo de tabaco, alcohol, grasas y café.
• En caso de utilizar aspirina, no consumir más de 500 mg, ya que esto puede ser contraproducente.

///

[33]

¿Cómo prevenir los cólicos renales?

El tipo de alimentación ayuda a prevenir el cólico renal. Aconsejamos:

• Incorporar alimentos que contengan vitaminas A y B6.
• Consumir jugo de arándanos.
• Limitar el consumo de lácteos, carnes rojas, sal y medicamentos que contengan calcio, para evitar la formación de cálculos.

///

[34]

Limitar el consumo de productos reducidos en calorías

Controlar la cantidad y calidad de los alimentos es fundamental. Si bien son recomendados en muchos casos, los productos con endulzantes agregados contienen grandes cantidades de conservantes que pueden provocar la retención de líquidos. Cuando se retienen líquidos hay que bajar el consumo de sodio e incrementar la ingesta de agua.

///

[35]

Retrasar el envejecimiento mediante alimentos naturales

Añadiendo a la dieta frutas y verduras, incorporamos antioxidantes que ayudan a prevenir la aparición del envejecimiento prematuro. Los betacarotenos son pigmentos que actúan como precursores o provitamina A; es decir, una vez incorporados al organismo un porcentaje importante se convierte en vitamina A activa. Son los que brindan color a las hortalizas y frutas.

Tienen acción antioxidante, por lo tanto, ayudan a que las células no envejezcan en forma precoz, combatiendo a los radicales libres, sustancias que cuando se producen en exceso en el organismo provocan grandes daños en las membranas celulares promoviendo la aparición de enfermedades. La vitamina C comparte su poder antioxidante con los betacarotenos además de aumentar las defensas y mejorar el aprovechamiento del hierro de origen vegetal. Por su parte, muchos fitoquímicos —sustancias que se encuentran en forma natural en prácticamente todos los alimentos de origen vegetal, entre ellos las hortalizas y frutas— también poseen poder antioxidante e ingeridos a diario en pequeñas cantidades, a través de una alimentación variada, contribuyen en la prevención de enfermedades cardiovasculares y el cáncer. La verdad es que hay muchos de estos compuestos ampliamente distribuidos en el reino vegetal y en la actualidad se continúan descubriendo más variedades como así también sus propiedades específicas, por ello, la variedad es tan importante.

///

[36]

¿Cómo eliminar las verrugas?

Existen varios procedimientos para eliminar las verrugas. Entre los principales podemos citar:

• Aplicar una cinta adhesiva sobre la verruga y retirarla después de haber transcurrido una semana. El procedimiento se repite hasta que la verruga desaparece. La cinta que debe utilizarse es la de uso médico, ya que el uso de otro tipo puede irritar la zona afectada.
• Aplicar una pasta a base de bicarbonato de sodio y aceite de ricino, dos veces al día. La zona debe ser cubierta por una gasa.
• Aplicar la pasta obtenida luego de triturar una pastilla de vitamina C, mezclándola con agua. Tener la precaución de que la pasta sólo tome contacto con la zona afectada.
• También se puede utilizar el aceite de linaza o el jugo de limón.

///

[37]

Alcohol para dolores musculares

Para aliviar contracturas y dolores musculares aconsejamos la elaboración casera de alcohol de árnica con el cual realizaremos una fricción por las zonas doloridas.
Debe ser preparado de la siguiente forma:

Preparación

• Agregar 250 cm³ de alcohol de 70° a 250 g de flores árnicas frescas y picadas.

• Almacenar el preparado en un envase de vidrio, bien tapado, durante dos semanas.

• Prensar y filtrar.

///

[38]

¿Cómo contrarrestar los calambres?

Los calambres son contracturas musculares agudas y sumamente dolorosas, por lo general provocadas por grandes esfuerzos o por problemas circulatorios. Recomendamos:

• La ingesta de una banana ayuda a elevar el nivel de minerales en la sangre y a evitarlos.

• Ingerir alimentos ricos en minerales, como las verduras, previene estas afecciones.

• Tomar un baño de inmersión en agua moderadamente caliente.

• Se recomienda también la ingestión de té de ortiga.

• Tratar de estirar el músculo afectado suavemente, friccionando con la mano para descontracturarlo.

• Evitar los movimientos bruscos, ya que pueden ocasionar lesiones.

///

[39]

Remolacha para la anemia

Cuando una persona se encuentra anémica, es bueno que incluya en su dieta más remolachas, ya que contienen cobren, un mineral que interviene en la formación de la sangre.

///

[40]

Detención de hemorragia nasal

Para detener una hemorragia nasal, es bueno colocar una

gasa humedecida en la nariz. Se puede aplicar una gasa humedecida en agua tibia, previamente hervida, a fin de taponar las fosas nasales. Además, se deberá ejercer presión sobre la nariz con los dedos índice y pulgar por diez minutos. El tapón deberá mantenerse por no menos de veinte minutos. Cuando se retire, para evitar que el coágulo sea arrancado –lo que provocaría una nueva hemorragia– se deberá humedecer la gasa nuevamente con agua tibia.

La clave de esto reside en que la humedad de la gasa impida que se arranque el comienzo de cicatrización.

///

[41]

Otra alternativa para las hemorragias

Para contener la hemorragia, la posición ideal es mantener la cabeza ligeramente inclinada hacia adelante, si es posible sentándose.

La cabeza, contrariamente a lo que por lo común se cree, nunca debe inclinarse hacia atrás, ya que la sangre podría fluir hacia la garganta, produciendo tos y ahogos. Lo único que se consigue en esta posición es que la sangre sea tragada por el paciente.

///

[42]

¿Qué podemos hacer para combatir las hemorragias nasales frecuentes?

Hay varios consejos que sirven a fin de prevenirla:

• Incorporar a la dieta alimentos que contengan hierro y vitaminas C y K.
• Controlar con frecuencia la tensión arterial. Si existen antecedentes personales o familiares de hipertensión, es imprescindible consultar al médico.
• Evitar o reducir la ingesta de sustancias anticoagulantes, como por ejemplo la aspirina.
• Evitar fumar. El cigarrillo, además de los trastornos ya conocidos, provoca sequedad en las fosas nasales.
• Evitar la permanencia prolongada en ambientes muy secos.

///

[43]

Ingerir espinacas para incorporar nutrientes esenciales

Las espinacas son un vegetal formado en su mayoría por agua y su contenido de hidratos de carbono, proteínas y grasas es muy bajo y por ello también su aporte energético: tan sólo 16 kilocalorías por cada 100 gramos en crudo.

No ayudan al desarrollo muscular ni dan vitalidad al organismo como se cree, pero su consumo es importante como fuente de vitaminas como betacarotenos, B2, B6, C, K y ácido fólico. También es una fuente aceptable de hierro, calcio y potasio, aunque su absorción es limitada.

///

[44]

Bajar de peso comiendo de manera saludable

Las dietas y regímenes para bajar de peso son, en la actualidad, moneda corriente. Millones de personas obsesionadas con disminuir su peso recurren a planes imposibles, pastillas milagrosas y promesas de médicos dudosos.

Más allá de recurrir a profesionales de confianza y de cumplir sus indicaciones, debemos conocer el aporte que nos brindan muchos alimentos naturales que deben ser incorporados a la comida cuando se desea bajar de peso por su gran aporte nutricional, su enorme cantidad de agua y fibra y su baja densidad de calorías. Estos alimentos naturales son la mayoría de las frutas y verduras: su alto valor nutritivo dado por su contenido vitamínico, mineral y demás sustancias antioxidantes las hace sumamente protectoras. Además son fundamentales por su importante valor de saciedad.

[45]

Palta para bajar el colesterol y regular la presión

Como todo alimento de origen vegetal la palta no contiene colesterol. Por otra parte, si bien es un fruto que aporta más calorías (alrededor de 170 cada 100 gramos) que el resto debido a su contenido graso (15 gramos de grasa), esa grasa es de buena calidad ya que predomina el ácido oleico, el mismo tipo de ácido graso que se encuentra en el aceite de oliva y las aceitunas.

Según diversas investigaciones, ayuda a regular la presión arterial y a mantener el colesterol sanguíneo en niveles normales, entre tantas otras funciones.

Por esto es exactamente al revés, si nuestros niveles de colesterol son altos, además de las demás precauciones que debemos tomar, comer media palta por día ayudará a que éste descienda.

///

[46]

Aliviar el dolor de cabeza con hierbas

Existen hierbas o medicinas caseras que nos permiten combatir las fuertes neuralgias. Por ejemplo, la manzanilla, la pasiflora (como té en infusión), el té de jengibre, lavanda o romero.

También, son efectivos los masajes del área con aceites esenciales como el de menta o mentol.

///

[47]

Ingerir té y agua en casos de cistitis

Tomar estos líquidos ayuda a eliminar la bacteria que produce el síntoma característico de la cistitis: orina frecuente y micción dolorosa. Se pueden seguir estos consejos:

• Aplicar paños húmedos y calientes sobre la zona afectada para aliviar el dolor y aumentar la irrigación sanguínea.
• Consumir abundante cantidad de líquidos, entre los que podemos nombrar el agua y el té, que no deben estar fríos, en cantidades no menores a dos litros por día.
• Evitar el consumo de alimentos o bebidas que puedan aumentar la irritación, como el alcohol, las comidas saladas, condimentos picantes, etcétera.
• Orinar cada vez que se desee, a fin de vaciar la vejiga, eliminando las bacterias.
• Evitar los grandes esfuerzos.
• Procurar descansar.

///

[48]

¿Cómo nos aseguramos de incorporar todos los nutrientes y vitaminas que poseen las frutas y verduras?

Para ello es esencial variar los colores de las frutas y verduras en la dieta para una buena nutrición. Lo ideal es incluir todos los colores a lo largo del día: púrpura o violeta, rojo, verde, amarillo-anaranjado y blanco. A pesar de que se han descubierto cientos de fitoquímicos, los que predominan en las hortalizas y frutas son los carotenoides y los flavonoides; cada uno de ellos con funciones específicas.

///

[49]

Alimentos para la hipertensión

Los vegetales son grandes aliados en la regulación de la presión arterial, en especial los más ricos en potasio y magnesio. Es altamente recomendable que las personas con hipertensión arterial consuman a diario hortalizas y frutas básicamente crudas. Sin olvidar el ajo, la cebolla y el puerro, que actúan como vasodilatadores promoviendo la salud vascular debido a su contenido fitoquímico denominado alicina. Por supuesto deben intentar añadirles sal lo menos posible, o eliminar ésta por completo.

[50]

Ajo para la hipertensión

El consumo de ajo en las comidas como condimento es muy beneficioso para cuidarse de la hipertensión. También son muy convenientes ciertos preparados homeopáticos, como la tintura de espino blanco.

///

[51]

Té de muérdago para la hipertensión

Preparación
- Mezclar 10 g de hojas de muérdago picadas en una taza de agua fría.
- Dejar infundir durante 12 horas, revolviendo con regularidad.
- Colar y entibiar.
- Beber dos tazas diarias.

///

[52]

Los frutos rojos, poderosos antioxidantes

Numerosas investigaciones señalan que las frutillas, cerezas, guindas, moras, frambuesas y arándanos tienen mayor poder antioxidante que otras frutas.

Esta capacidad aumentada es atribuida al alto contenido de compuestos fenólicos y flavonoides. La última incorporación a este grupo de frutos es la granada, cuyo consumo en forma de jugo se incrementa vertiginosamente en el mundo por su enorme potencial antioxidante.

///

[53]

Incorporar zanahoria a la dieta

La zanahoria aporta vitamina A, un componente del pigmento de la retina (membrana interior del ojo en la que se reciben las impresiones luminosas y se representan las imágenes de los objetos), por lo que resulta muy importante para la salud visual. La carencia de este nutriente provoca dificultad para ver en la oscuridad y, en casos extremos, ceguera nocturna.

El consumo regular de zanahorias contribuye a cubrir las necesidades de vitamina A cuyos requerimientos diarios son de 0,8 a 1 mg; no sólo esencial para la visión, sino también para el buen estado de la piel, los tejidos y el buen funcionamiento de nuestro sistema inmunológico. ¡Ojo!, demasiada vitamina A puede ser dañina.

///

[54]

Aspirinas naturales

Las frutas y verduras contienen ácido salicílico, por lo que son "aspirinas naturales". Los niveles son variables. La evidencia científica sugiere que las personas vegetarianas tienen niveles más altos de esta sustancia en la sangre –componente básico de la aspirina– el cual posee propiedades antiinflamatorias, anticoagulantes, analgésicas, antipiréticas y antireumáticas.

Esto explica, en parte, por qué las personas que consumen más frutas y verduras poseen menor riesgo de padecer enfermedades cardíacas, ateroesclerosis y cáncer.

///

[55]

Té y decocción para la cistitis

TÉ DE VARA DE ORO

Preparación
- Verter una taza de agua hirviendo sobre 10 g de vara de oro.
- Dejar reposar durante 10 minutos.
- Colar y beber tibio hasta tres tazas por día.

DECOCCIÓN DE QUIMAFILA

Preparación
- Picar hojas y tallos de quimafila.
- Mezclar 15 gramos de la picadura con una taza de agua fría.
- Dejar infundir durante 24 horas.
- Revolver regularmente.
- Colar y entibiar.
- Beber tres tazas diarias.

///

[56]

Frío y calor para el dolor de cuello

Realizando aplicaciones de frío y calor podemos eliminar los fuertes dolores y las contracturas en el cuello. Lo que se recomienda es colocar una bolsa con hielo envuelta en una toalla sobre la parte del cuello que estamos comenzando a sentir rígida. Una vez que el frío ha reducido la inflamación, lo aconsejable es colocar una almohadilla de calor seco para estimular la circulación y calmar el dolor.

///

[57]

Lubricar la vista ante prolongadas exposiciones frente a la TV y la computadora

Mirar televisión muy cerca y permanecer mucho tiempo frente a la pantalla de la computadora son, tal vez, los mitos más modernos que giran en torno a la salud visual como también se cree que leer con poca luz perjudica los ojos. Todas estas cosas son falsas. Lo que sucede es que el sistema visual se fatiga antes e incluso pueden aparecer molestias como dolor de cabeza o una visión borrosa.

Lo que debemos cuidar es de parpadear frecuentemente, o aplicar sobre los ojos gotitas de colirio para mantener las córneas humectadas, porque a veces la atención sobre el monitor de la computadora nos hace parpadear menos.

[58]

Plantas para relajarse y dormir bien

Las plantas indicadas en estos casos pueden ser: lúpulo, pasiflora, valeriana, verbena, hipérico o espino albar. Entre sus principales propiedades curativas podemos mencionar: contienen un aceite esencial, taninos, resinas, alcaloides, pasiflorina, harmol y derivados flavónicos.

Actúan con mucha eficacia sobre cuadros de nerviosismo, insomnio y migrañas.

Disminuyen la sensación de ansiedad y normalizan el sueño. Tienen efectos sedantes y se emplean para tratar el insominio, la neurósis, la angustia, la ansiedad, los desórdenes cardíacos y el estrés. Favorecen la recuperación en casos de depresión.

///

SALUD DE LA PIEL Y LA EXPOSICIÓN SOLAR

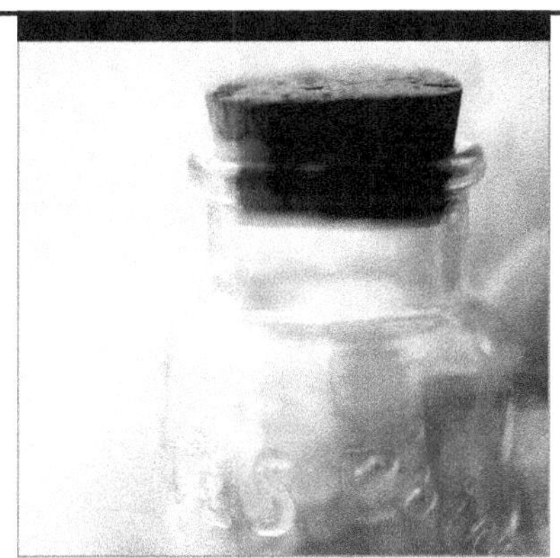

PARA LA SALUD DE LA PIEL Y LA EXPOSICIÓN SOLAR

[59]

Alimentos para alejar la urticaria

Si bien los alimentos no son la causa de la urticaria, ya que esta se produce por reacciones cutáneas al contacto con ciertas sustancias, es aconsejable no ingerir durante este proceso alimentos como: chocolate, nueces, frambuesas, condimentos y pescados, porque empeoran sus síntomas.

///

[60]

Cuidarse del sol

Si bien esto no es un remedio es una recomendación fundamental que debe comenzar desde casa: los niños deben cuidarse del sol. En la infancia y primera época de la adolescencia se recibe el 80% de la radiación solar, por lo que los cuidados corporales en este sentido deben comenzar a edades tempranas, sin importar si parecen exagerados o innecesarios. Los efectos del fotoenvejecimiento son acumulables, y pueden aparecer a los 20 años las marcas visibles del sol que se han acumulado en los primeros años.

Lo pediatras y dermatólogos opinan que los bebés, hasta los tres años, deben estar completamente a resguardo de los rayos solares o, en caso de que esto no pueda ser así, usar pantalla bloqueadora de acción total.

Por otra parte, si la exposición solar es moderada y con los cuidados corporales necesarios, el sol puede ayudarnos a:

- Activar el metabolismo.
- Estimular la circulación.
- Estimular positivamente el sistema inmunológico.
- Brindar un tono saludable.
- Metabolizar algunas vitaminas y minerales.

///

[61]

¿Con qué nos protegemos del sol?

Hay determinados elementos que pueden ayudarnos en la protección solar. Podemos usar contra el sol distintos tipos de barreras de protección:

• Del tipo físico, como sombrillas y sombreros.
• Anteojos de vidrios debidamente testeados, ya que la radiación ultravioleta en forma crónica favorece la aparición de cataratas.
• No exponerse al sol si hemos tenido que usar medicamentos fotoactivantes.
• Evitar usar perfumes antes de la exposición solar, ya que pueden provocar manchas o ronchas.

///

[62]

Contra las quemaduras solares

Si ya se ha producido la exposición solar y la piel se ha dañado levemente, podemos aplicar paños de agua con vinagre o aceite de oliva, para que se produzca la curación de la misma. Pero si la quemadura es mayor, con esto sólo se aliviará temporalmente la sensación de ardor y el enrojecimiento de la piel.

El verdadero tratamiento de las quemaduras solares debe consistir en aislar la piel quemada con una sustancia protectora e hidratante (lanolina) y reducir el escozor o picor con sustancias indicadas para ello. Con esto se acelerará el proceso de curación que nuestro propio organismo tiene para regenerar la piel dañada.

///

[63]

¿Se puede combatir el golpe de calor con soluciones naturales?

El golpe de calor puede evitarse y combatirse con algunas medicinas caseras y, sobre todo, cambiando hábitos y rutinas.

• Tomando duchas de agua tibia varias veces durante el día.
• Consumiendo altas dosis de líquidos y alimentos ricos en sales, especialmente frutas y verduras, para evitar la deshidratación.
• Usando vestimentas de colores claros y géneros livianos.
• Protegiendo nuestra cabeza del sol.

También, cambiando diferentes rutinas:

• Evitando las exposiciones prolongadas al sol, especialmente entre las doce del mediodía y las cuatro de la tarde.

• Evadiendo las grandes aglomeraciones de personas.

• Reduciendo la ingesta de bebidas alcohólicas.

• Evitando, los días de calor extremo, los esfuerzos físicos excesivos.

• No ingiriendo los alimentos de difícil digestión.

///

[64]

Baño suavizante

El envejecimiento de la piel es un proceso de deshidratación, por ello el agua es esencial para demorar ese proceso. Además de la ducha diaria, por lo menos una vez a la semana, nos ayuda un baño de inmersión, relajante y suavizante. Para esto podemos añadir al agua una taza de leche en polvo para suavizar la piel.

///

CABELLO

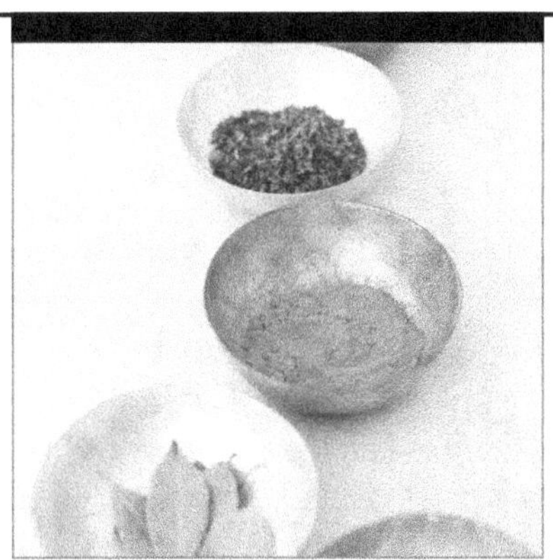

PARA EL CABELLO

[65]

Usar mayonesa para cuidar el cabello

Por prepararse con sustancias que son proteínicas, como la yema de huevo y el aceite, la mayonesa es un aliado ideal cuando volvemos de las vacaciones con el pelo resecado por el sol y la intemperie.

Las proteínas no son más que el nombre nutricional del colágeno, de modo que si se aplica una máscara de mayonesa sobre las puntas (evitando aplicar en las raíces, para no sobresaturar de grasas) se alimentará el pelo.

///

[66]

Cuidar el cabello de manera natural

Algunos consejos y cuidados para proteger el cabello:

• La creencia de que el cabello no debe ser lavado a diario no es verdadera. Los dermatólogos recomiendan lavarlo cada vez que se ensucie sin importar la frecuencia, aún todos los días. No hacer esto puede ser perjudicial, ya que el pelo se impregnaría de toxinas y grasitud.
• Durante los períodos de primavera y otoño el cabello incrementa su caída. No debemos preocuparnos ni comenzar a aplicarnos productos químicos para la caída.
• Controlar la alimentación y los niveles de estrés. Estas dos circunstancias son nocivas para la salud del cabello.
• Evitar el uso de secadores de cabellos. El aire caliente daña el pelo y lastima el cuero cabelludo.
• Los productos de lino son aconsejados para reconstituir la salud capilar.

///

[67]

Eliminar la grasa de la comida para cuidar el cabello

El consumo excesivo de grasas puede producir la caída del

cabello. Si bien la pérdida del cabello se produce por varias razones, entre las que se hallan los motivos genéticos, puede presentarse como consecuencia de ciertas enfermedades, como reacción a ciertos medicamentos, o por una dieta deficiente, por ejemplo aquella que contiene mucho consumo de grasas. Por eso, hay que controlar la dieta, agregando hierro y proteínas, y disminuyendo el consumo de grasas. ¿Qué comer?:

- Pechuga de pollo sin piel
- Claras de huevo
- Carnes rojas 2 veces a la semana
- Agua mineral
- Yogur
- Frutas
- Verduras

///

[68]

Infusión para la caspa

La infusión de lampaza es uno de los remedios caseros más efectivos para el tratamiento de la caspa. Ésta no es dañina, pero es molesta y causa algunos problemas en la vida social, especialmente cuando es abundante. Algunos consejos para tener en cuenta:

- Utilizar champús suaves, que permitan el lavado diario de la cabeza.

• Cambiar el champú regularmente, ya que el cuero cabelludo se acostumbra y le hace perder su efecto.

• Reducir la ingesta de alimentos grasos.

• Lavarse la cabeza cada vez que se realicen ejercicios físicos.

INFUSIÓN DE LAMPAZA

Preparación

• Agregar 15 g de raíz triturada de lampaza a una taza de
agua.

• Dejar infundir durante dos horas.

• Calentar hasta el primer hervor.

• Diluir en un litro de agua y utilizarla para lavarse la cabeza.

///

[69]

Infusión para el cabello

El nogal es un remedio natural y efectivo contra la caída del
cabello. La infusión de nogal es un remedio que desde hace
años se viene usando con efectividad para la caída del cabello.
Se prepara mezclando 45 gramos de hojas de nogal con un
litro de agua fría.
Se hierve durante 5 minutos y luego se cuela; hay que lavar
el cabello con la mezcla, 3 veces por semana.

///

CARIES Y LA SALUD BUCAL

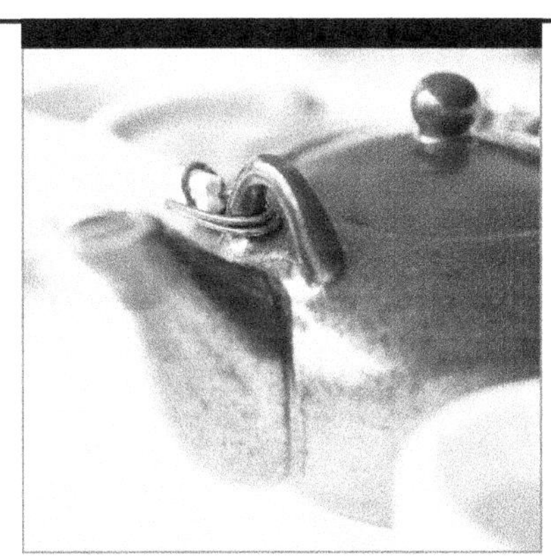

PARA LAS CARIES Y LA SALUD BUCAL

[70]

Consumir té verde

El té verde posee una concentración de flúor tal que se puede emplear como medida eficaz para la salud dental. Consumiendo una taza de té después de cada comida estamos previniendo la aparición de caries.

///

[71]

Para aliviar el dolor de muelas

Cuando no se puede concurrir al dentista de inmediato, pero nos ataca un dolor de muelas, podemos recurrir a los siguientes consejos naturales:

• Aplicar un paño frío sobre la zona afectada.

• Cepillar los dientes frecuentemente, después de todas las comidas.

• Enjuagarse la boca con agua y sal, para eliminar los posibles restos de alimentos de la dentadura.

• Ciertos preparados homeopáticos, como la tintura de manzanilla, pueden ser beneficiosos para estos dolores.

• Evitar recostarse.

• Evitar el consumo de alimentos o bebidas excesivamente frías o calientes.

• Evitar los alimentos que contengan azúcar.

///

[72]

Reemplazo natural de la pasta dental

El uso de bicarbonato de sodio es un reemplazo adecuado de la pasta dentífrica. Por supuesto que nos referimos a salir de un apuro o en un determinado momento, pues el bicarbonato limpia la boca pero no combate el sarro, el cual produce caries.

No obstante, gracias al bicarbonato de sodio, el nivel de ácidos en la boca resulta menos acogedor para las bacterias. El bicarbonato de sodio también deja una sensación limpia y refrescante en la boca, lo que podrá motivarlo a cepillarse con más tiempo y más detenidamente.

[73]

Goma de mascar para limpiar la boca

Hay ocasiones en las que nos encontramos fuera de casa y, luego de una comida o de ingerir determinado alimento, nos quedamos sin la posibilidad de higienizarnos la boca. En esas ocasiones puntuales podemos recurrir a la goma de mascar o chicle para reemplazar el cepillo y la pasta dental. Masticar goma de mascar estimula la producción de saliva. La saliva es parte del control natural de bacterias que el organismo tiene en la boca, porque sus componentes químicos neutralizan los ácidos que producen la caries. Sin el flujo normal de saliva, se pueden contraer caries en los dientes y enfermedad periodontal.

La goma de mascar sin azúcar actúa mejor que la goma común.

Sin embargo, no hay como cepillarse los dientes con pasta dentífrica con flúor para tener una limpieza verdadera.

///

[74]

Cataplasma de lino para el dolor de muelas

Con semillas de lino se puede confeccionar una cataplasma que resulta un eficaz aliado contra el dolor de muelas.

Preparación

• Hervir 45 g de semillas de lino molidas en una taza de agua durante 10 minutos.

• Filtrar a través de un lienzo, si es posible una gasa.

• Una vez tibio, aplicar sobre la mejilla dolorida.

///

[75]

Elementos naturales y rutinas para combatir el mal aliento

El mal aliento tiene diferentes causas, desde gástricas hasta de hábitos. Las causas pueden ser:

• Afecciones gástricas
• Ciertas comidas
• Ciertas bebidas
• Enfermedades dentales
• Limpieza bucal deficiente

Consejos

• Masticar algunas hojas de menta o perejil.

• Limpiar también la lengua y el paladar.

• Cepillar la boca luego de ingerir cualquier tipo de alimento.

• Realizar enjuagues con agua para eliminar los excesos de restos de alimentos.

- Evitar la ingesta de alcohol, ajo, cebolla, pimientos, etcétera.
- Evitar el tabaco.

///

[76]

Cuidar la salud bucal de los niños desde el embarazo

Las madres ya pueden pensar en la salud bucal de sus hijos desde la gestación. Para asegurar la buena salud de los dientes del bebé, las madres embarazadas deberán consumir comidas balanceadas, descansar en abundancia y evitar medicinas con tetraciclina, la cual puede ocasionar decoloración, daños o deformidades en los dientes del bebé.

///

NATURALES
ESENCIALES

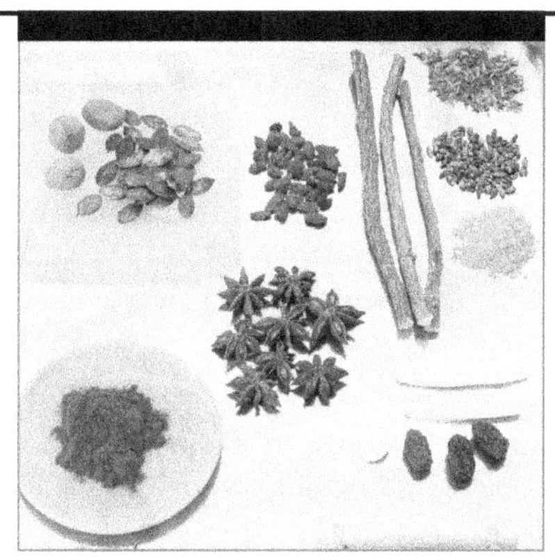

REMEDIOS NATURALES ESENCIALES

[77]

Miel

La miel ha sido considerada como un buen remedio para cientos de casos. Entre los principales tratamientos y recomendaciones para su uso, podemos mencionar:

- previene problemas de alergia.
- por sus propiedades cicatrizantes y humectantes es ideal para cremas y ungüentos para la piel.
- es una excelente loción para el rostro y el cuerpo si se la diluye en leche tibia.
- mezclando miel con yema de huevo y unas gotas de aceite de almendras logramos una mascarilla para pieles secas.

• mezclada con yema de huevo y jugo de limón hacemos la mascarilla para pieles grasas.

• para atenuar las manchas en la piel se mezcla la miel con una infusión de berros.

• si a la receta anterior se le agrega glicerina y jugo de limón logramos un preparado para disminuir los efectos de las quemaduras solares.

• la miel disminuye los dolores de la artritis.

• es un excelente tonificante para la práctica deportiva.

• retrasa la aparición de la fatiga corporal.

• es digestiva.

• es útil en la mayoría de las enfermedades estomacales.

• la leche con miel es buena para los resfríos.

• cualquier infusión con miel alivia la tos y el dolor de garganta.

• es sedante y mejora el funcionamiento corporal.

• mezclada con jugo de un limón y un poco de agua también sirve para eliminar los restos de una borrachera.

• se usa para hacer gárgaras y combatir el dolor de garganta.

• es un buen reconstituyente natural para las fatigas y depresiones.

• es expectorante.

• alivia la irritación de amigdalitis y faringitis.

• tiene una acción laxante, por lo cual se recomienda como sustituto del azúcar en caso de estreñimiento.

• ayuda en problemas de hipertensión e hipotensión.

• es buen alimento para pacientes con problemas cardíacos.

• tiene funciones que favorecen los tratamientos contra la dispepsia.

• evita la acidez.

• unas cucharadas en una infusión antes de dormir, evitan problemas de insomnio.

• la miel descongestiona bronquios y pulmones.

• haciendo enjuagues, cura las aftas bucales.

• los extractos de miel en productos cosméticos son suavizantes y antiinflamatorios.

• en cremas de uso externo disminuye la inflamación de las hemorroides.

• ayuda a cicatrizar úlceras de estómago y duodeno.

• es desinfectante y cicatrizante de heridas.

• se recomienda para personas con debilidad muscular.

• la miel ofrece más energía que la glucosa y aporta más sustancias beneficiosas para el organismo.

• cura la irritación en la garganta (por gripe o inflamación).

• mezclada con agua tibia favorece la curación en las ulceraciones en la boca.

• la miel tiene efectos expectorante y antitusígeno.

• una cucharadita de miel pura en las mañanas es buena para las personas que sufren de úlcera gástrica.

• la mezcla de miel y jugo de limón disminuye la fiebre.

• su consumo favorece la producción de fosfatos orgánicos que regulan el ritmo cardíaco.

• influye positivamente sobre las enfermedades.

• estimula el metabolismo hepático.

• desintoxica el organismo.

• es un buen reconstituyente.

• aumenta la cantidad de glucógeno del hígado.

• consumida con regularidad, aumenta la tasa de la hemoglobina de la sangre.
• es un sedante que actúa sobre todo el organismo.
• activa la eliminación del alcohol de la sangre hasta un 35%.
• favorece el crecimiento en los niños que no pueden ingerir azúcar.
• es recalcificante de los huesos y los dientes.
• favorece la protección de la flora intestinal.

///

[78]

Ajo

El ajo es muy rico en sales minerales, azufre, encimas y vitaminas. Es uno de los alimentos con mayores poderes medicinales que nos ofrece la naturaleza.
Además tiene muchas propiedades medicinales:

• Reduce el nivel de grasa y colesterol en la sangre.
• Hace la sangre más fluida y disminuye el riesgo de infarto
y trombosis.
• Es un potente bactericida.
• Aumenta la potencia sexual.
• Es útil contra la bronquitis, la tos y el catarro.
• Es desinfectante y puede usarse para curar heridas.
• Tiene efecto hipotensor en dosis altas.

• Es muy eficaz en personas que han padecido trombosis, embolias o accidentes vasculares.

• Disminuye el colesterol.

• Es antibiótico y antiséptico general.

• Estimulante de las defensas del organismo.

• Vermífugo.

• Callicida.

• Ayuda a combatir hongos, bacterias y virus.

• Reduce la presión arterial.

• Desbloquea las arterias y ayuda a reparar los daños causados por la arterioesclerosis.

• Disminuye el dolor en las piernas.

• Actúa como antiinflamatorio.

• El uso prolongado ayuda a prevenir ciertos tipos de cáncer.

• Incrementa el nivel de insulina en el cuerpo y reduce los niveles de azúcar en la sangre.

• Ayuda a prevenir y curar todas las enfermedades de las vías respiratorias.

• Se utiliza para eliminar parásitos.

• Ayuda a pacientes con ácido úrico.

• Actúa como protector en la calcificación de las arterias.

• Previene la hipertensión y la mala circulación.

• Es estimulante, diurético y expectorante.

• Ayuda a eliminar los viejos residuos que van quedando en el organismo, sus enzimas favorecen una buena síntesis de los ácidos grasos.

• Se destaca como un sedante especial para los nervios.

• Es muy beneficioso para pacientes con reuma.

• Puede ser útil en las picaduras de algún insecto extraño.

- Es de gran beneficio para el corazón.
- Ayuda a individuos que llevan a cabo trabajos sedentarios.
- Evita el tifus.
- Reduce malestares estomacales.
- Reduce el agotamiento y la pérdida de vitalidad.
- Elimina las diarreas.
- Estimula el apetito.
- Colabora con una buena digestión.
- Disminuye la acidez estomacal.
- Reduce los gases.
- Se puede aplicar en tratamientos de várices.
- Es beneficioso en dolores de oídos y muelas.
- Puede incorporarse a la dieta en casos de hemorroides.
- El jugo de ajo es un estupendo antiséptico.

///

[79]

Cebolla

La cebolla es uno de los medicamentos naturales más divulgados en el mundo. Aporta: azufre, fósforo, silicio, hierro, calcio, magnesio, sodio, ácido fólico, vitaminas C y A, pequeñas cantidades de vitaminas B1, B2, B3, B5, B6, biotina, cloro, potasio, cobre, yodo, manganeso y zinc.

Está probada su efectividad en las siguientes enfermedades y alteraciones y aporta diferentes beneficios:

- asma
- ronquera
- gota
- tos
- tisis
- golpes, torceduras
- caspa
- insomnio
- catarros
- úlceras
- resfríos
- gripe
- caídas
- estreñimiento
- crecimiento del cabello
- diarrea
- hinchazones de cualquier tipo
- enfermedades de la piel
- problemas de garganta, es desinfectante
- actúa contra las impurezas de la sangre y la fortalece
- es imprescindible en la buena formación y en el mantenimiento de los huesos
- excelente para el cansancio cerebral
- ayuda al restablecimiento estomacal
- intestino, riñones
- en casos de reumatismo
- verrugas en la cara y en manos
- retención de orina
- tos convulsa
- la cebolla disminuye el nivel de azúcar en la sangre gracias a su bajo contenido en azúcares, grasas y calorías, y el efecto benéfico de su fibra. Todo esto la hace ideal para diabéticos
- al ser rica en fibra es la forma más eficaz de luchar contra el estreñimiento
- la pérdida de líquido producida por una diarrea puede evitarse tomando caldo con cebolla

• es buena para los edemas

• ayuda a la expulsión de orina, es recomendable en las obs-
trucciones intestinales y presencia de gases

• evita los calambres

• es bueno ingerirla en personas con propensión a los des-
mayos

• ayuda a contrarrestar problemas de obesidad

• favorece la intensidad y la frecuencia de los latidos cardíacos

• es útil en casos graves de uremia

• es notable su acción benéfica en la flebitis puerperal

• disminuye la inflamación de las venas después del parto

• la utilización de la cebolla es buena en los casos de impotencia y debilidad sexual

• es altamente recomendable en los casos de parásitos
infantiles

• fortalece a los niños en casos de desnutrición pues aporta
mucho calcio

• estimulante general: hepático y renal

• antivírica y antibacteriana

• equilibrante glandular

• descongestionante pelviana con importantes efectos en el
prostatismo

• poderoso diurético

• digestiva, sobre todo ayuda a la asimilación de los hidratos de carbono

• contra el reumatismo

• expectorante

• mata los parásitos intestinales

• renueva y purifica la sangre

• estimula la secreción de jugo pancreático, biliar

• impide las putrefacciones intestinales

• aumenta la temperatura del cuerpo, estimula la sudoración y disipa el frío

• tonifica los riñones y los órganos sexuales, indicada en la impotencia y en las retenciones de líquidos

• despeja los pulmones y el cerebro

• aumenta la lucidez mental

///

[80]

Té

Tiene propiedades sudoríficas y diuréticas. Es estimulante. La principal utilización que se le da al té es la realización de infusiones. Las mismas sirven para el agotamiento y la fiebre.

///

[81]

Zanahoria

Es una planta remineralizante, diurética, vitamínica, oftálmica, astringente y cicatrizante. También tiene propiedades aperitivas, carminativas, diuréticas y galactógenas.

Tiene un alto contenido en vitaminas C, B1, B2 y carotenos.
Aumenta la agudeza visual y la visión nocturna. Se emplea
en cosmética como calmante y tonificante de la piel.

///

[82]

Ginseng

Antiestresante. Se utiliza contra la fatiga física y en personas
de la tercera edad, mejorando su estado de ánimo.

///

[83]

Tomate

Fortalece al organismo frente a infecciones de boca, garganta, nariz y de otras de órganos internos, como la vejiga y los
riñones. Posee vitaminas A, B y C. Estimula las funciones de
la digestión.

///

[84]

Zarza

Se aplica en casos de diabetes, reumatismo, oliguria y hemorroides. También en cuadros de estomatitis, vaginitis, faringitis, gingivitis y neuralgias. Contiene azúcar, pectina, inositol, ácido láctico, ácido oxálico y vitamina C, que proporcionan una acción diurética, hemostática e hipoglucemiante.

///

[85]

Laurel

Antiséptico. Se recomienda en la alimentación de personas inapetentes.

///

[86]

Tilo

Es buen sedante, hipotensor y diurético. Tiene efecto eupéptico, colerético, espasmolítico y antimigrañoso, que se emplea en casos de indigestiones.

[87]

Verbena

Es una planta indicada para tratar estados de ansiedad, taquicardia, insomnio, migrañas, estreñimiento, gastritis, neuralgias, reumatismos y algunas patologías oculares.
Estimula los movimientos intestinales, la diuresis y reduce la frecuencia y fuerza del latido cardíaco, además de tener efectos analgésicos y antirreumáticos.
Ayuda a la sedación, la secreción glandular y el control de los espasmos.

///

[88]

Limón

Tiene múltiples aplicaciones por su alto poder en vitaminas. La esencia es antiséptica, carminativa y diurética. También tiene un efecto hemostático y protector de la mucosa gastrointestinal. Externamente se lo utiliza como antiséptico, cicatrizante e hidratante.

///

[89]

Polen

El polen contiene todos los elementos indispensables para la vida de un organismo. Es un estupendo complemento alimenticio. En el mismo se ha comprobado la existencia de:

- proteínas
- todos los aminoácidos
- minerales
- vitaminas
- enzimas
- reguladores del crecimiento
- ácidos grasos
- ácidos orgánicos
- flavonoides

Sus propiedades son:
- Ayuda en casos de fatiga y desnutrición.
- Es útil en dietas vegetarianas.
- Tiene un elevado poder antioxidante.
- Es preventivo en problemas de la próstata.
- Ayuda en casos de anemia o debilidad.
- Regula la función intestinal.
- Aumenta la resistencia corporal ante muchas enfermedades.
- Es remineralizante en el embarazo y la lactancia.
- Disminuye la apatía sexual.
- Aumenta el poder de la visión.
- Regula el peso corporal.

- Es un excelente tónico para la memoria.
- Regula el apetito.
- Ayuda a regular los niveles de glucosa en los diabéticos.
- Mejora el rendimiento físico en los deportistas.

///

[90]

Propóleo

El propóleo es apto para el consumo humano, pero su utilización debe hacerse con reserva y, preferentemente, con recomendación médica. Se lo emplea para tratar: catarros, gripe, sinusitis, otitis, laringitis, bronquitis, asma bronquial, neumonía crónica, tuberculosis pulmonar, abscesos, forúnculos, sabañones y verrugas.
Entre sus principales beneficios para el organismo podemos agregar los siguientes datos de la colaboración del propóleo en tratamientos más específicos:

- El propóleo combina efectos vasodilatadores e hipotensores, disminuye la fragilidad capilar, inhibe la oxidación del colesterol y normaliza la tensión arterial. Estos efectos se logran con el uso regular.
- Es un antibiótico de amplio espectro que no produce disbacteriosis y que se ha ganado merecidamente la fama de efectivo antigripal. Su acción antiinflamatoria y anestésica lo convierte en eficaz protector de la garganta y las cuerdas vocales.

• En este aspecto ejerce múltiples acciones: normaliza el peristaltismo intestinal, regula el apetito, ayuda a la regeneración de úlceras, es protector hepático y previene la parasitosis.

• Su notable capacidad cicatrizante, desinfectante y antiinflamatoria lo hace indicado para heridas, quemaduras y afecciones de la piel. También resulta óptimo como fungicida de amplio espectro.

• Incrementa la salud bucal por sus principios antisépticos, antibióticos y antiinflamatorios. Además estimula la generación de la dentina (esmalte dental) e impide la formación de caries y placa bacteriana.

///

[91]

Olivo

Está probado su efecto vasodilatador, diurético y antiséptico.

///

[92]

Romero

Favorece la formación de la bilis y su expulsión. Es muy útil para tratar espasmos gastrointestinales, amenorreas y dis-

menorreas, a la vez que tiene un leve efecto diurético. También se usa en casos de alopecia para estimular el cuero cabelludo y favorecer el crecimiento del cabello.
Tiene acción tónica, antiséptica, analgésico y cicatrizante.

///

[93]

Manzano

Es un buen laxante suave. Es una planta con amplias propiedades nutritivas.

///

[94]

Jalea real

La jalea real debe ser consumida por prescripción médica. Sus propiedades tienen ventajas nutritivas, terapéuticas, dietéticas y preventivas de ciertas carencias. Veamos algunas de ellas:

• Aumenta la vitalidad.
• Favorece la longevidad.
• Regulariza trastornos digestivos.

• Favorece la oxigenación cerebral.

• Es energética y estimulante del sistema nervioso.

• Retarda el proceso de envejecimiento de la piel y mejora su hidratación y elasticidad.

• Estimula el sistema inmunitario haciendo más rápida la proliferación de linfocitos.

• Aumenta el contenido de hemoglobina, leucocitos y glóbulos rojos en la sangre.

• Mejora la resistencia al frío.

• Combate la fatiga.

• Es estimulante, tonificante y reequilibrante del sistema nervioso.

• Aporta la energía extra para niños y adolescentes en edad escolar.

• Ejerce acción tonificante sobre algunos centros del hipotálamo.

• Aumenta la secreción de hormona adrenocorticotrópica en la hipófisis.

• Tiene efectos favorables señalados sobre las glándulas suprarrenales.

• Contiene hormonas sexuales: estradiol, testosterona y progesterona.

• Tiene acción antiséptica.

• Normaliza y mejora los procesos metabólicos.

• Estimula el metabolismo celular y regenera los tejidos.

• Mejora la hidratación y elasticidad de la piel.

• Es antiviral, antimicrobiana y antitóxica.

• Disminuye la presión arterial y el ritmo de las contracciones cardíacas.

• Es útil en los tratamientos contra la arterioesclerosis.

• Se emplea en la rehabilitación después del infarto del miocardio.

• Ayuda en casos de incontinencia de orina.

///

[95]

Valeriana

Funciona como equilibrador del sistema nervioso, y está especialmente indicada para casos de ansiedad, insomnio, taquicardia, depresión, cefaleas y espasmos gastrointestinales.

///

[96]

Salvia

Se le asigna una acción antiséptica, eupéptica y antisudoral. Se emplea para tratar trastornos gástricos, calambres, timpanitis y diarrea.

///

[97]

Manzanilla

Es una de las plantas más tradicionalmente usada con fines curativos y se le han comprobado muchas propiedades. Entre ellas: antiinflamatoria, antimicrobiana, carminativa, espasmolítica, antiulcerosa y sedante.

Se indica especialmente en: gastritis, úlcera gastroduodenal, espasmos gastrointestinales, náuseas, vómitos, digestiones lentas, meteorismos, nerviosismo e insomnio de los niños. Es una planta aperitiva, digestiva y colerética. Se emplea ante cualquier malestar digestivo, sin ningún tipo de contraindicaciones. Se utiliza en preparados para calmar los ojos irritados y cansados por el viento o el sol.

///

[98]

Maíz

Posee sales de potasio, se emplea en pequeñas heridas para curarlas y en dietas hipolipemiantes para bajar el colesterol, ya que contiene ácidos grasos poliinsaturados.

Tiene muchas propiedades curativas comprobadas. Entre ellas: diuréticas, hipotensoras, epitelizante, emoliente, astringente e hipoglucemiante.

[99]

Perejil

Es muy usado para limpiar y depurar los riñones. También se emplea en preparados naturales para eliminar los cálculos de los mismos. Por ejemplo, colocando una cucharadita de perejil seco dentro de un recipiente con agua hirviendo y mezclándolo con una cucharadita de jugo de limón y una de aceite de oliva, logramos un poderoso remedio para desintegrar los cálculos en los riñones.

///

[100]

Frutos secos

Dentro de este conjunto agrupamos a las nueces, avellanas, castañas, almendras, maníes, etc. Estos alimentos son altamente energéticos y su grasa es beneficiosa. Aportan calcio, fósforo, potasio, hierro, magnesio, vitamina E y proteínas.

///

NOTA

Si bien los elementos detallados son naturales, por supuesto que un doctor de confianza será el encargado de asesorarnos sobre el empleo de estos productos ya que algunos de ellos pueden tener contraindicaciones en ciertas personas de acuerdo con sus enfermedades, trastornos o molestias.

Los alimentos que hemos descrito en este capítulo final (hierbas, plantas, frutos, etc.) pueden ingerirse de diversas maneras.

Algunos podrán ser incorporados a las comidas (ajo, cebolla); otros podrán ser ingeridos de manera directa como las frutas, los frutos secos o la miel. Por su parte, las hierbas y plantas se pueden consumir o emplear de diferentes maneras:

• **Baño de hierbas:** Tienen efectos sedantes, estimulantes y refrescantes.

• **Buches y gárgaras:** Son recomendadas para las afecciones de la boca y la garganta.

• **Cataplasmas:** Son semejantes a las compresas. Se diferencian porque en este caso se aplican las hierbas directamente sobre las partes afectadas.

• **Compresas:** Se aplican en heridas y contusiones.

• **Decocción:** Hirviendo las plantas en agua y luego dejándolas reposar entre 15 y 20 minutos antes de colar.

• **Infusión:** Dejando reposar las plantas o hierbas dentro del agua hervida y caliente durante algunos minutos.

• **Maceración:** Manteniendo las hierbas en reposo dentro del agua durante varias horas, por lo general, entre 12 y 24.

• **Pomadas:** Su acción es similar a las cataplasmas. Pueden dejarse más tiempo sobre la piel.

• **Tinturas:** Se usa cuando se desea que los principios activos de las plantas actúen lo más rápido posible sobre los órganos afectados.

• **Tisana:** Agregando las hierbas al agua e hirviéndolas dentro del líquido.

También se usan en formas de polvos medicinales, óleos y en inhalaciones.
Las plantas medicinales pueden adquirirse en farmacias, dietéticas o herboristerías. Algunas de ellas, como el tilo o la manzanilla, se adquieren más fácilmente en almacenes o supermercados.
Pueden emplearse frescas o secas sin temor a que pierdan sus propiedades, pero en cada caso, deben obtenerse de fuentes confiables y deben ser conservadas correctamente.

www.ingramcontent.com/pod-product-compliance
Lightning Source LLC
Chambersburg PA
CBHW071231240726
48654CB00009B/996